BEI GRIN MACHT SICH IHR
WISSEN BEZAHLT

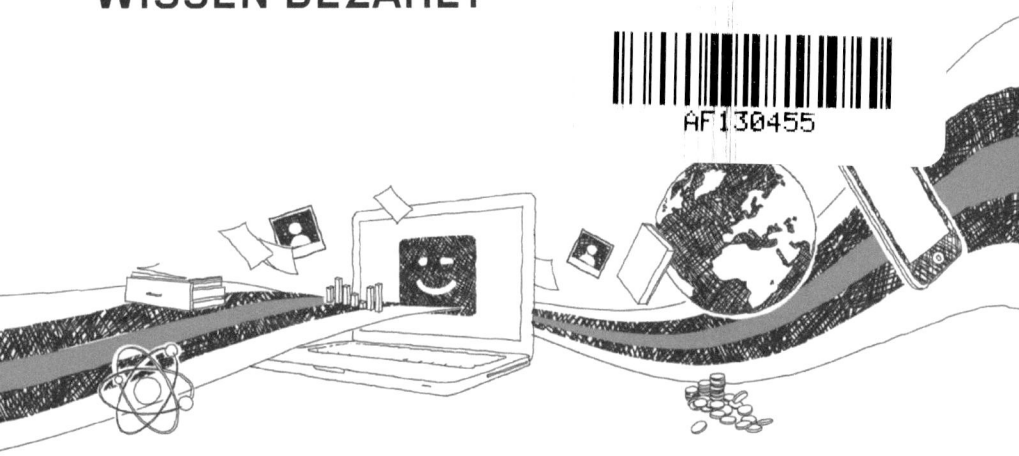

Ätiopathogenese der Parodontitis und deren Einwirkung auf das Timing in der systematischen Parodontitistherapie

Lina Mätzschker (geb. Bongert)

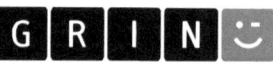

Bibliografische Information der Deutschen Nationalbibliothek:

Die Deutsche Nationalbibliothek verzeichnet diese Publikation in der Deutschen Nationalbibliografie; detaillierte bibliografische Daten sind im Internet über http://dnb.d-nb.de abrufbar.

ISBN: 9783346477200
Dieses Buch ist auch als E-Book erhältlich.

© GRIN Publishing GmbH
Nymphenburger Straße 86
80636 München

Druck und Bindung: Books on Demand GmbH, Norderstedt Germany
Gedruckt auf säurefreiem Papier aus verantwortungsvollen Quellen

Das vorliegende Werk wurde sorgfältig erarbeitet. Dennoch übernehmen Autoren und Verlag für die Richtigkeit von Angaben, Hinweisen, Links und Ratschlägen sowie eventuelle Druckfehler keine Haftung.

Das Buch bei GRIN: https://www.grin.com/document/1066509

H A U S A R B E I T

im Studiengang Dentalhygiene und Präventionsmanagement B.Sc.

Jahrgang: WiSe 18/19

Modul: 21

Deutscher Titel:

Ätiopathogenese der Parodontitis und deren Einwirkung auf das Timing in der
systematischen Parodontitistherapie

am 04.01.2020

INHALTSVERZEICHNIS

ABBILDUNGSVERZEICHNIS

ABKÜRZUNGSVERZEICHNIS

EINLEITUNG

Die Parodontitis ist eine biofilminduzierte entzündliche Erkrankung des Zahnhalteappa-
rates bei der es zur Destruktion der parodontalen Strukturen kommt und schließlich mit
Zahnverlust endet (Jepsen, Kebschull & Deschner, 2011; KZBV & BZÄK, 2016). Neben
pathogenen Mikroorganismen sind auch zahlreiche andere Risikofaktoren daran betei-
ligt, die zur Entstehung einer Parodontitis beitragen (Clarke & Hirsch, 1995; Jepsen,
Dommisch & Kebschull, 2018; Mengel & Flores-de-Jacoby, 2000).

Zwar hat sich seit 2005 der Anteil der 35- bis 44-Jährigen und 65- bis 74-Jährigen mit
schwerer Parodontitis halbiert, allerdings ist sowohl bei den jüngeren Erwachsenen als
auch bei den jüngeren Senioren jeder Zweite von einer parodontalen Erkrankung betroffen. Außerdem verschiebt sich die Hauptlast der parodontalen Erkrankungen in das hö-
here Alter (75- bis 100-Jährige), wodurch der Behandlungsbedarf aufgrund des demografischen Wandels prognostisch steigt. Diese Verschiebung wird auch als Morbiditätskompression bezeichnet (BZÄK & KZBV, 2016).

Ziel dieser Hausarbeit ist es, die Ätiopathogenese der Parodontitis und deren Einwirkung
auf das Timing in der systematischen Parodontitistherapie genauer zu beschreiben. Dafür müssen zunächst Begrifflichkeiten rund um die Ätiologie und Pathogenese der Parodontitis erläutert werden. Im 2. Kapitel wird sich deshalb mit der Biofilmentstehung, dem
Komplexmodell, den beteiligten Risikofaktoren und der Histopathogenese sowie der mo-
lekularbiologischen Pathogenese auseinandergesetzt. Darauf aufbauend wird im 3. Kapitel das Therapiekonzept der systematischen Parodontitistherapie und dessen Timing
vorgestellt. Abschließend wird unter Berücksichtigung der erworbenen Kenntnisse ein
Fazit gezogen.

ÄTIOPATHOGENESE DER PARODONTITIS

Die Parodontitis ist eine multifaktorielle Erkrankung, welche sich durch Attachment-, Kollagen- und Knochenverlust kennzeichnet (Deschner & Eick, 2011; Jepsen, Dommisch & Kebschull, 2018). Pathogene Mikroorganismen gelten als primär ätiologischer Faktor bei der Entwicklung von Parodontalerkrankungen (Dombrowa, 2015). Im Hinblick auf die Therapiemaßnahmen im folgenden Kapitel werden zunächst die Ätiologie sowie die Pathogenese der Parodontitis genauer beleuchtet.

2.1 Der Biofilm und seine Entstehung

Biofilme werden als Bakterienpopulationen bezeichnet, welche in einer selbstproduzierten extrazellulären Matrix eingemauert sind und sich auf Oberflächen festhaften (Folwaczny & Hickel, 2003; Kielbassa & Jaroch, 2011). Die Bildung mehrerer Kolonien, welche alle für sich selbst, aber auch als Gemeinschaft agieren, sorgen für die Stabilität des Biofilms (Varga, 2014). Die nachfolgende Abbildung stellt die Biofilmbildung schematisch dar und wird im Folgenden genauer erläutert.

Anmerkung der Redaktion: Die Abbildung wurde aus urheberrechtlichen Gründen entfernt.

Abbildung 1: Schematische Darstellung der Biofilmentstehung (Kielbassa & Jaroch, 2011).

Am Anfang der Plaqueentwicklung steht die Bildung der Pellikel. Diese bildet sich innerhalb von Minuten bis Stunden aus Speichelproteinen auf einem gesäuberten Zahn (Folwaczny & Hickel, 2003; Mengel & Flores-de-Jacoby, 2000). Die Pellikel erfüllt zwar positive Eigenschaften, so dient sie beispielsweise als Erosionsschutz oder Ionendepot zur Remineralisation. Allerdings beinhaltet sie Proteine, wie prolinreiche Proteine, Glycosyltransferasen oder Amylase, welche als Rezeptoren die bakterielle Adhärenz und damit auch die Reifung des Biofilms begünstigen (Hanning & Hanning, 2007). An die Pellikel lagern sich zunächst vorwiegend grampositive Kokken aufgrund zwischenmolekularer Kräfte (z.B. van der Waals Kräfte, Wasserstoffbrückenbindungen), Atom- und Ionenverbindungen an (mikrobielle Assoziation). Diese Verbindung ist noch relativ instabil (Folwaczny & Hickel, 2003; Hanning & Hanning, 2007; Mengel & Flores-de-Jacoby, 2000). Mithilfe von Pili und Fimbrien wird der Trennungsabstand zwischen den sogenannten Pionierkeimen, bei denen es sich vor allem um Streptokokken und Aktinomyzeten handelt, und der Zahnoberfläche vermindert (Kielbassa & Jaroch, 2011; Mengel &

Flores-de-Jacoby, 2000). Für eine stabile Anheftung sorgen Adhäsine, die sich an der Bakterienoberfläche befinden und sich fest an die Pellikelrezeptoren verankern (Hanning & Hanning, 2007; Mengel & Flores-de-Jacoby, 2000). Die angehafteten Bakterien dienen als Andockstellen für weitere Mikroorganismen. Insbesondere Streptokokken sind in der Lage aus niedermolekularen Kohlenhydraten extrazelluläre Polysaccharide (EPS) (Dextrane, Lävane) herzustellen, welche zum einen für die Stabilität des Biofilms, dem Schutz vor Austrocknung der Bakterien und Einwirkung antibakterieller Noxen dienen, zum anderen aber auch für eine leichtere Ansiedlung von weiteren Bakterien sorgen. Die EPS dienen ferner als eine Matrix, in der die Bakterien eingebettet werden (Folwaczny & Hickel, 2003; Kielbassa & Jaroch, 2011; Varga, 2014). Durch die Anheftung verschiedener Bakterienspezies und der Vermehrung (Ko-Aggregation), durch die in der extrazellulären Matrix verankerten Bakterien, bilden sich Mikrokolonien, welche sich am Aufbau des Biofilms beteiligen (Folwaczny & Hickel, 2003; Mengel & Flores-de-Jacoby, 2000; Varga, 2014). Aufgrund weiterer Maturation finden sich vorwiegend Spätbesiedler in der Plaque und sie erhält einen eher anaeroben Charakter. Im Endstadium ist die Plaque dazu in der Lage Tochterkolonien zu bilden, um sich weiter auszubreiten. Außerdem können die einzelnen Biofilme Informationen, wie Stoffwechselprodukte, Resistenz- und Virulenzfaktoren untereinander austauschen und somit ebenfalls als Gemeinschaft fungieren. Der Prozess des Informationsaustauschs wird auch als „Quorum sensing" bezeichnet und findet über Wasserkanäle zwischen den einzelnen Kolonien statt (Folwaczny & Hickel, 2003; Hanning & Hanning, 2007; Kielbassa & Jaroch, 2011; Schooltink, 2015; Varga, 2014).

2.1.1 Die Bakterienkomplexe nach Socransky

Nach der spezifischen Plaquehypothese sind einige Bakterien in der Mundflora aufgrund ihrer Eigenschaften pathogen und damit fähig Parodontopathien auszulösen (Amend,

Anmerkung der Redaktion: Diese Abbildung wurde aus urheberrechtlichen Gründen entfernt.

Abbildung 2: Bakterienkomplexe nach Socransky et al. (Dombrowa, 2015)

2016; Kielbassa & Jaroch, 2011). Socransky, Haffajee, Cugini, Smith und Kent (1998) entwickelten auf Grundlage der spezifischen Plaquehypothese das Komplexmodell und fanden heraus, dass pathogene Bakterienkomplexe bestehen, in denen Bakterien es bevorzugen mit anderen Spezies Biofilme zu bilden und sich somit ihre Partner selektiv auswählen. Die Bakteriengruppen ließen sich in sechs Komplexe unterteilen, welche in der nachfolgenden Abbildung dargestellt werden (Anna-Böttcher, 2016; Deschner & Eick, 2011; Dombrowa 2015; Socransky et al., 1998).

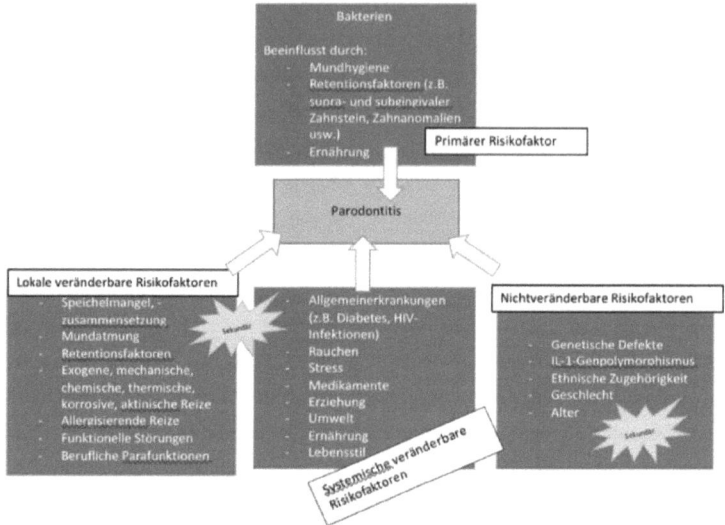

Abbildung 3: Ätiologie der Parodontitis (eigene Darstellung).

Die Bakterien des orange-assoziierten Komplexes (*Campylobacter rectus, Eubacterium nodatum*) gelten als Pionierkeime und sind somit die Grundlage für weitere bakterielle Adhäsion. Sie werden durch die fakultativ anaeroben Vertreter des grünen Komplexes (*Eikenella corrodens, drei Capnocytophaga-Spezies*) verdrängt. Aufgrund seiner hohen Pathogenität ist der *Aggregatibacter actinomycetemcomitans* in der Pyramide gesondert abgebildet. Der orangene Komplex wird durch moderat bis stark pathogene Bakterien (*Prevotella intermedia, Parvimonas micra, Fusobacterium nucleatum*) dargestellt, welche als ,,Brückenspezies'' bezeichnet werden (Anna-Böttcher, 2016; Deschner & Eick, 2011; Dombrowa, 2015, Socransky et al., 1998). Vor allem dem *Fusobacterium nucleatum* kommt eine besondere Bedeutung zu, da dieser sowohl mit Früh-, als auch Spätbesiedlern koaggregieren kann (Deschner & Eick, 2011). Die Spitze der Pyramide wird von den Vertretern des roten Komplexes (*Porphyromonas gingivalis, Tannerella forsythia, Treponema denticola*) gebildet, welche die höchste Pathogenität aufweisen und hauptverantwortlich für die Zerstörung des Weich- und Hartgewebes sind (Anna-Böttcher, 2016; Deschner & Eick, 2011; Dombrowa, 2015, Socransky et al., 1998).

2.1.2 Risikofaktoren (Ko-Faktoren)

Der primär ätiologische Faktor einer Parodontitis sind zwar pathogene Mikroorganismen, allerdings wird ihre Entstehung und Progression durch zusätzliche sekundäre Risikofaktoren (Ko-Faktoren) beeinflusst (Clarke & Hirsch, 1995; Jepsen, Dommisch & Kebschull, 2018; Mengel & Flores-de-Jacoby, 2000). Die Ko-Faktoren können in nichtveränderbare und veränderbare Risikofaktoren unterteilt werden. Ferner lassen sich die veränderbaren Risikofaktoren in systemische und lokale Risikofaktoren differenzieren (Wolf, Rateitschak-Plüss & Rateitschak, 2012).

Es konnte in einigen Studien herausgefunden werden, dass u.a. eine wechselseitige Beziehung zwischen Parodontitis und Diabetes mellitus und Parodontitis und Herz-Kreislauferkrankungen besteht (D'Aiuto et al., 2018; Deschner & Jepsen, 2008; Grossi, 2000; Kohal, Lutter & Dennison, 2001). In verschiedenen Studien konnten die positiven Effekte nach einer Raucherentwöhnung in Bezug auf die parodontale Gesundheit festgestellt werden (Jepsen, Dommisch & Kebschull, 2018). Verschiedene Medikamente können als Nebenwirkungen sekundär entzündete Gingivahyperplasien auslösen (Mengel & Flores-de-Jacoby, 2000). Ferner kann die Ernährung einen signifikanten Einfluss auf die Immunabwehr und auf die Geschwindigkeit und Zusammensetzung der Plaquebildung und Entstehung einer Gingivitis und Parodontitis haben (Jepsen, Dommisch & Kebschull, 2018; Mengel & Flores-de-Jacoby, 2000). Der Speichel hat eine antibakterielle Wirkung, aufgrund der darin enthaltenen Immunglobuline (Mengel & Flores-de-Jacoby, 2000). Durch Mundatmung kommt es zur Austrocknung der Schleimhäute, wodurch die schützende Wirkung des Speichels entfällt (Jepsen, Dommisch & Kebschull, 2018; Mengel & Flores-de-Jacoby, 2000). Funktionelle Störungen sind zwar nicht in der Lage eine Gingivitis oder Parodontitis auszulösen, aber sie können ein Voranschreiten einer Parodontitis, besonders in akuten Phasen, begünstigen (Mengel & Flores-de-Jacoby, 2000). Genetische Dispositionen erhöhen das Krankheitsrisiko und haben Auswirkungen auf die subgingivale bakterielle Besiedlung (Dombrowa, 2015; Jepsen, Dommisch & Kebschull, 2018). Durch das Vorliegen von Polymorphismen in Genen der Interleukin-1 (IL-1)-Genfamilie steigt laut Untersuchungen das Risiko für fortschreitenden Zahnverlust um einen Faktor von 2,7 (Dombrowa, 2015). Auch das Alter und Geschlecht können zur Pathogenese der Parodontitis beigetragen (Jepsen, Dommisch & Kebschull, 2018). Männer weisen ein höheres Krankheitsrisiko auf, was vermutlich auf die bessere Mundhygiene und eine bessere Immunantwort bei Frauen zurückzuführen ist (Beuscher, 2014). Die parodontale Destruktion wird maßgeblich von der Wirtsabwehr beeinflusst. Durch das Zusammenspiel von pathogenem Biofilm und anderer

Risikofaktoren entsteht eine dauerhafte Störung der parodontalen Homöostase, welche eine hyperinflammatorische Gewebsreaktion nach sich zieht (Hahner & Gaßmann, 2017).

2.2 Histopathogenese

Die Entstehung der Parodontitis kann in vier Stadien differenziert werden: Die initiale, die frühe, die etablierte und die fortgeschrittene Läsion. Letztere manifestiert sich klinisch als Parodontitis (Page & Schroeder, 1976). Bei der initialen Läsion kommt es zu einer Zunahme der Sulkusflüssigkeit und dem Auftreten von extravaskulären Serumproteinen im Exsudat. Polymorphkernige neutrophile Granulozyten (PMN) migrieren ins Saumepithel und den Sulkus. Es kommt zu einer Auflockerung des Sulkusboden, sowie zur Zerstörung des perivaskulären Kollagens. Auch eine Vaskulitis, durch Dilatation des subepithelialen Gefäßplexus, ist feststellbar (Mengel & Flores-de-Jacoby, 2000; Payne, Page, Ogilvie & Hall, 1975). Der initialen Läsion schließt sich nach 10-14 Tagen die frühe Läsion an, wenn diese unbehandelt bleibt. Sie entspricht einer chronischen Gingivitis ohne Vorhandensein von echten Zahntaschen. Die Anzahl der Lymphozyten und Makrophagen im Infiltrat steigt an, während die Anzahl der Fibroblasten sinkt. Durch die Schädigung von Fibroblasten schreitet der Abbau der Kollagenfasern voran. Es kommt zu einer deutlich erhöhten Migration von Leukozyten in das Saumepithel und den gingivalen Sulkus. Zusätzlich dehnt sich das Saumepithel, aufgrund der beginnenden Proliferation der Basalzellen, nach lateral aus (Brecx, Frölicher & Gehr, 1988; Brecx, Schlegel & Gehr, 1987; Mengel & Flores-de-Jacoby, 2000). Nach einigen Wochen bildet sich eine etablierte Läsion, welche das Vorstadium einer Parodontitis darstellt. Es liegt noch kein Abbau des Alveolarknochens vor, weshalb sich die Taschenbildung lediglich auf die Gingiva beschränkt. Im Bindegewebe befinden sich vermehrt Plasmazellen sowie im Saumepithel und dem Sulkus eine erhöhte Anzahl an Leukozyten und Immunglobulinen. Die Proliferation des Saumepithels ist mittlerweile nach apikal und lateral feststellbar. Diese Läsion kann jahrelang bestehen und ist mithilfe einer entsprechenden Therapie reversibel. Die fortgeschrittene Läsion kennzeichnet sich durch erhöhten Kollagenabbau, Destruktionsprozesse im Alveolarknochen und weitere Proliferation des Saumepithels nach apikal und lateral (Mengel & Flores-de-Jacoby, 2000). Dadurch soll Platz für die Abwehrzellen bereitgestellt werden (Deschner & Eick, 2011). Aus kollagenem Bindegewebe und umliegendem Alveolarknochen entsteht Granulationsgewebe (Mengel & Flores-de-Jacoby, 2000). Die Phase der fortgeschrittenen Läsion ist nicht kontinuierlich, sondern durch wiederholt abwechselnde aktive (Exazerbation) und passive (Stagnation) Phasen bestimmt (Socransky, Haffajee, Goodson & Lindhe, 1984;

Goodson, Tanner, Haffajee, Sornberger & Socransky, 1982). Während der Exazerbation ist das Gewebe von zahlreichen PMN infiltriert und der Alveolarknochen weist eine hohe Osteoklastendichte auf. Eine deutliche Vertiefung der Zahnfleischtasche und rascher Knochenabbau sind die Folge. Durch die hochentzündlichen Prozesse kommt es u.a. zu einer Ulzeration der Taschenwand. In der Stagnationsphase sind vorwiegend Plasmazellen Bestandteil des Infiltrats und das Taschenepithel ist nicht ulzerös (Mengel & Flores-de-Jacoby, 2000).

2.3 Pathogenese - molekularbiologisch

Die Freisetzung von Histamin und anderen Mediatoren, wie Heparin durch die perivaskulären Mastzellen bewirkt eine Vasodilatation und Erhöhung der Gefäßpermeabilität. Durch Plasmaenzyme aus dem Komplement- und Kininsystem wird die initiale Entzündung verstärkt. Das Entzündungsgeschehen wird über das Komplementsystem gesteuert, in dem andere Immunreaktionen in die Enzymsysteme eingreifen. Daran schließt sich die Phagozytose, durch z.b. Makrophagen, der Bakterien und Endotoxine an, welche gleichzeitig verschiedene Zytokine (z.B. Interleukin-1 (IL-1), IL-6 und Tumornekrosefaktor (TNF)) sezernieren. T-Lymphozyten werden durch die Zytokine zur Produktion weiterer Zytokine (z.B. IL-2 und IL-6) stimuliert. Die freigesetzten Zytokine aktivieren wiederum T-Lymphozyten und stimulieren B-Lymphozyten zur Antikörperproduktion. Aktivierte Makrophagen sezernieren verschiedene Zytokine, Prostaglandine und Komplementfaktoren, welche abermals auf andere Makrophagen, T- und B-Lymphozyten wirken (Mengel & Flores-de-Jacoby, 2000). Fibroblasten werden durch proinflammatorische Zytokine zur Herstellung von Matrix-Metalloproteinasen (MMPs) angeregt, welche eine wichtige Rolle bei pathologischen Prozessen spielen (Anna-Böttcher, 2016). Die endgültige Rolle der T-Helferzellen ist noch nicht ausreichend geklärt und benötigt weitere Untersuchungen. Allerdings gilt die vereinfachte Version nur Typ1-T-Helferzellen (TH1) und TH2-Zellen einzubeziehen nicht mehr, da auch andere Untergruppen der T-Helferzellen möglicherweise in Destruktionsprozesse involviert sind (Arun, Talwar & Kumar, 2011). Weiterhin werden abnormale Funktionen der Monozyten/Makrophagen und PMN häufig mit destruktiven Parodontitisformen in Verbindung gebracht, da diese Zellen im Sulkusbereich eine zentrale Rolle in der Wirtsabwehr einnehmen (Cianciola, Genco, Patters, Mckenna & van Oss, 1977; Hart, Shapira & Van Dyke, 1994; Miyasaki, 1991). Bei Patienten mit Parodontitis wurden Zytokine, wie IL-1β, IL-6 und TNFα in einer erhöhten Konzentration nachgewiesen. Zwischen erhöhten Zytokinwerten und dem parodontalen Abbau scheint ein Zusammenhang zu bestehen (Mengel & Flores-de-Jacoby, 2000; Stashenko et al., 1991). Auch der Prostaglandin E_2 (PGE$_2$) Spiegel kann mit parodontalen Destruktionen in Verbindung gebracht werden, da es die Osteoklasten zur Knochenresorption aktiviert und durch vasodilatierende Wirkung die Gefäßpermeabilität erhöht (Mengel & Flores-de-Jacoby, 2000). Damit die Zerstörung des Parodonts nicht weiter voranschreitet muss rechtzeitig therapeutisch interveniert werden (Deschner & Eick, 2011).

Nachfolgend wird nun auf die systematische Parodontitistherapie und deren Timing eingegangen. Dabei ist es zunächst wichtig die Anamnese und Diagnostik genauer zu beschreiben.

SYSTEMATISCHE PARODONTITISTHERAPIE UND DEREN TIMING

In erster Linie zielt die Therapie der Parodontitis auf die Reduktion der Mikroorganismen ab. Charakteristisch für multifaktorielle Erkrankungen, wie die Parodontitis, ist, dass nur durch Einbeziehung der individuellen Risikofaktoren eine langfristig erfolgreiche Behandlung erreicht werden kann, weshalb eine gründliche Anamnese besonders relevant ist, um diese in die Therapieplanung mit zu berücksichtigen (Dombrowa, 2015).

3.1 Anamnese

Die Wichtigkeit der Anamnese darf nicht unterschätzt werden, da diese Aufschluss über verschiedene Risikofaktoren gibt, welche den Krankheits- und Therapieverlauf maßgeblich beeinflussen können (Bruckmann, Durstberger & Matejka, 2006; Stein, 2012). Im 2. Kapitel wurde bereits auf die verschiedenen Ko-Faktoren eingegangen. Aufgrund der individuellen Risikofaktoren ist es Grundvoraussetzung über diese in Kenntnis gesetzt zu werden, um damit eine individuelle Diagnostik und eine Vermeidung von Unter- oder Überbehandlung gewährleisten zu können (Dombrowa, 2015). Neben der Allgemeinanamnese, welche u.a. zur Abklärung von Allgemeinerkrankungen, regelmäßige Medikation und Rauchgewohnheiten dient, sollten weiterhin auch andere Verhaltensweisen, wie Stress oder das Umfeld hinterfragt werden. Ferner muss die zahnärztliche Anamnese erhoben werden, bei der z.B. frühere kieferorthopädische Behandlungen und Parodontalbehandlungen ermittelt werden. Darüber hinaus ist die Erhebung der Familienanamnese von großer Bedeutung, da dadurch eine familiäre Prädisposition aufgedeckt werden kann (Bruckmann, Durstberger & Matejka, 2006; Stein, 2012).

3.2 Diagnostik

Die Voraussetzung für die Einschätzung der Erhaltungsfähigkeit und Behandlungsmöglichkeit ist nur durch eine fundierte parodontale Diagnostik möglich und erst damit kann eine erfolgreiche Therapieplanung erreicht werden. Die Überprüfung des parodontalen Behandlungsbedarfs (*Screening*) sollte in jeder umfassenden Erstuntersuchung Bestandteil sein (Stein, 2012). Vor allem bei jeder Reevaluation und unterstützenden Parodontaltherapie (UPT) sollte genug Zeit für die Aktualisierung der parodontalen Diagnostik eingeplant werden (Dannewitz, 2017; Hahner & Gaßmann, 2017; Stein, 2012). Zur Bestimmung, ob überhaupt weitergehende diagnostische und therapeutische Maßnahmen indiziert sind, wird zunächst der Parodontale Screening Index (PSI) erhoben. Der PSI dient zur Früherkennung einer Parodontitis, leitet aber noch keine therapeutischen Maßnahmen ein. Vielmehr kann durch die einzelnen Werte eine therapeutische Konsequenz abgeleitet werden. Nur der höchste Wert wird notiert, wodurch sich später ein weiteres Vorgehen ableiten lässt. Lediglich Code 3 und 4 zieht als therapeutische Konsequenz weitergehende diagnostische und therapeutische Maßnahmen mit sich (Bengel, 2002; Stein, 2012).

Sind weitere diagnostische Maßnahmen indiziert, muss die Mundhöhle inspiziert werden, da die Inspektion wichtige Anhaltspunkte geben kann. Form- und Farbveränderungen können mit unterschiedlichen pathologischen Veränderungen in Verbindung gebracht werden (Stein, 2012). Wichtig ist außerdem vorhandene Füllungen oder Zahnersatz ausgiebig zu überprüfen, da diese bei unzureichender Passgenauigkeit als Plaqueretentionsstellen dienen oder zu Störungen der Okklusion führen können. Weiterhin sollte auf den Verlust von Zahnhartsubstanz geachtet werden, da dieser Aufschluss über mögliche Parafunktionen geben kann. Neben der intraoralen Inspektion sollte auch die extraorale Inspektion nicht außer Acht gelassen werden (Bruckmann, Durstberger & Matejka, 2006).

Der wichtigste Befund in der parodontalen Diagnostik ist der Parodontalstatus. Bei der Erhebung des Parodontalstatus müssen die Sondierungstiefe, Blutung auf Sondieren (BOP), Rezessionen, Attachmentverlust, Furkationsbefall und Lockerungsgrad berücksichtigt werden (Bruckmann, Durstberger & Matejka, 2006; Stein, 2012). Das Ermitteln der Sondierungstiefe wird an sechs Stellen (mesiobukkal, bukkal, distobukkal, distooral, oral und mesiooral) empfohlen (Dannewitz, 2017). Der Attachmentverlust lässt sich mithilfe der Sondierungstiefe und der Rezessionen ermitteln, in dem man die gemessenen Rezessionen mit der gemessenen Sondierungstiefe addiert. Für die Einleitung einer systematischen Parodontaltherapie müssen die Sondierungstiefen > 3,5 mm sein (Stein, 2012).

Weiterhin werden für die Diagnostik Röntgenbilder benötigt. Der Röntgenbefund kann zwar nur die bereits eingetretenen Schäden darstellen, allerdings kann dadurch eine initiale Prognoseeinschätzung bezüglich der Erhaltungs- und Behandlungsfähigkeit aller Zähne abgeleitet werden (Stein, 2012). Des Weiteren können Röntgenbilder helfen die Art, das Ausmaß und die Ursache des Knochenabbaus zu bestimmen (Bruckmann, Durstberger & Matejka, 2006). Für die parodontale Diagnostik eignet sich ein Zahnfilmstatus oder eine Panoramaschichtaufnahme mit zusätzlichen Einzelzahnfilmen. Die Schmelz-Zement-Grenze, die Lamina dura und der Boden parodontaler Knochendefekte bieten zur Beurteilung des parodontalen Zustands wichtige Orientierungspunkte. In bestimmten Fällen kann eine Anfertigung einer digitalen Volumentomographie (DVT) sinnvoll sein (Stein, 2012).

Eine mikrobiologische Diagnostik ist nur sinnvoll, wenn sich daraus eine therapeutische

Konsequenz ergibt. In einigen Fällen wird eine adjuvante systemische Antibiose benötigt, wodurch die Durchführung eines mikrobiologischen Tests indiziert ist (Beikler, Karch & Flemming, 2005).

Für die Diagnosestellung wird die neue Klassifikation von 2018 herangezogen. Diese berücksichtigt neue Erkenntnisse, vor allem in Bezug auf die Ätiologie und Pathogenese und beinhaltet erstmals die Einbeziehung periimplantärer Erkrankungen. Es wird die Diagnose Parodontitis gestellt, wenn an mindestens zwei nicht benachbarten Zähnen ein approximaler klinischer Attachmentverlust vorliegt oder ein bukkaler oder oraler klinischer Attachmentverlust von ≥ 3 mm mit Sondierungstiefe ≥ 3 mm zu finden ist. Dabei müssen als Ursachen traumatische gingivale Rezessionen, Wurzelkaries, Fisteln durch endodontale Läsionen, vertikale Wurzelfrakturen, chirurgische Entfernung der 3. Molaren und klinischer Attachmentverlust distal der 2. Molaren im Zusammenhang mit retinierten 3. Molaren ausgeschlossen werden. Die Ausdehnung der Parodontitis wird in lokalisiert (< 30 % der Zähne betroffen), generalisiert und Molaren-Inzisiven-Muster unterschieden (Hahner & Gaßmann, 2018). Die aktuelle Klassifikation wird in einer *Staging and Grading* – Matrix dargestellt. Das *Staging* gibt Auskunft über das Stadium und die Komplexität der Behandlung und das *Grading* über die Progression der Erkrankung. Das *Staging* wird in Stadium I bis IV unterteilt (Jepsen, 2018). Stadium I und II (initiale und moderate Parodontitis) können durch eine nichtchirurgische antiinfektiöse Therapie mit angemessener Adhärenz und strukturierter unterstützender Parodontaltherapie (UPT) gut kontrolliert werden, während Stadium III (schwere Parodontitis) aufwendigere, auch parodontalchirurgische Interventionen mit sich zieht (Hahner & Gaßmann, 2018). Bei Stadium IV (fortgeschrittene Parodontitis) ist aufgrund der vorhandenen Zahnverluste (mehr als 5 Zähne) und einer möglicherweise gestörten Kaufunktion eine komplexe interdisziplinäre Therapie indiziert. Das *Grading* wird in drei Kategorien unterteilt. Grad A (niedriges Risiko), Grad B (mittleres Risiko) und Grad C (hohes Risiko). Es berücksichtigt auch andere Aspekte, wie das Rauchen oder metabolische Kontrolle eines Diabetes mellitus, wodurch es dem Behandler möglich ist die individuellen Patientenfaktoren mit in die Diagnose einfließen zu lassen (Jepsen, 2018). Im Folgenden wird nun auf die einzelnen Phasen der systematischen Parodontitistherapie eingegangen.

3.3   Hygienephase

Die Hygienephase oder auch Initialtherapie gilt als wichtigste und zugleich anspruchsvollste Behandlungsphase der gesamten Parodontitistherapie. Mit der Schaffung von hygienischen Mundverhältnissen durch vollständige Depuration und optimaler individueller Mundhygiene soll eine weitere Destruktion des parodontalen Gewebes gestoppt werden (Matuliene, 2010). Die Hygienephase gliedert sich in 2 – 3 Sitzungen mit einem Abstand von 14 Tagen zwischen den einzelnen Behandlungen. Dem Gewebe soll Zeit zur Ausheilung gegeben und eine Übertherapie vermieden werden. Außerdem kann nach der Entfernung des pathogenen Biofilmes und Verhinderung einer Neubesiedlung nach 14 Tagen von einer Ausheilung der gingivalen Läsion ausgegangen werden. Sollte dies nicht der Fall sein, handelt es sich nicht, wie anfangs angenommen, nur um eine Gingivitis, sondern bereits um erste klinische Anzeichen einer beginnenden Parodontitis (Hahner & Gaßmann, 2017).

Anmerkung der Redaktion: Diese Abbildung wurde aus urheberrechtlichen Gründen entfernt.

Abbildung 4: Konzept der Therapieplanung für parodontale Erkrankungen (Hahner & Gaßmann, 2017).

Vor der aktiven Behandlung wird ein Motivationsgespräch mit dem Patienten geführt und gleichzeitig über die Entstehung der Erkrankung aufgeklärt. Die Mundhygieneinstruktion erfolgt mithilfe von Plaquerevelatoren, um dem Patienten die Beläge sichtbar zu machen und ihn zu motivieren. Als Zahnputztechnik hat sich die Bass-Methode und eine adäquate Reinigung der Interdentalräume bewährt (Bruckmann, Durstberger & Matejka, 2006; Matuliene, 2010). Bei gingivalen Rezessionen kann als Zahnputztechnik die modifizierte Stillman-Technik sinnvoll sein (Hellwig, Schäfer, Klimek & Attin, 2018). Wichtig ist, dass die Mundhygieneinstruktionen immer individuell auf die Bedürfnisse des Patienten abgestimmt werden (Bruckmann, Durstberger & Matejka, 2006).

Bei der Überprüfung der Mundhygiene und zur Optimierung der erlernten Techniken haben sich die Erhebung eines Plaque- und Gingivaindex etabliert. Für die quantitative Beurteilung der Plaqueanlagerung dienen Plaqueindizes, während Gingivaindizes den Entzündungsgrad der marginalen Gingiva als Reaktion auf die bakterielle Plaque bewerten und diesen deshalb mehr Bedeutung zukommen sollte (Hierse & Kebschull, 2014; Stein, 2012).

Zur Beseitigung von Plaqueretentionsstellen werden parallel zur Hygienephase ebenfalls kariöse Läsionen, insuffiziente Füllungen und Restaurationen entfernt oder ausgetauscht und nichterhaltungswürdige Zähne extrahiert. Raucher sollten außerdem für ein Raucherentwöhnungsprogramm motiviert werden (Hierse & Kebschull, 2014). Bei einer Extraktion von Zähnen oder erheblicher insuffizienten Restaurationen können provisorische Restaurationen angefertigt werden, welche die Kaufunktion wiederherstellen (Hierse & Kebschull, 2014; Matuliene, 2010).

Eine professionelle Zahnreinigung (PZR), welche die sorgfältige Entfernung aller supra-gingivalen weichen und harten Beläge beinhaltet, wird zu Beginn jeder parodontalen Be-handlung durchgeführt. Für die PZR werden Hand-, Schall- und Ultraschallinstrumente und Pulver-Wasserstrahlgeräte (PWS) bzw. fluoridhaltige Polierpaste mit einem Gum-mikelch verwendet. Durch die sorgfältige Entfernung der Beläge sollen die Zahnoberflä-chen geglättet und eine erneute Anhaftung von Biofilm vermieden werden (Hierse & Kebschull, 2014).

3.4 Subgingivales Debridement / Korrektive Phase

Zeigt der Patient die notwendige Adhärenz schließt sich der Hygienephase die korrektive Phase an. Alle Zähne mit einer Sondierungstiefe von mehr als 3,5 mm benötigen ein subgingivales Biofilmmanagement (Hahner & Gaßmann, 2017; Hierse & Kebschull, 2014). Eine Instrumentierung flacher Taschen (bis 3 mm) würde zu einem Attachment-verlust und Rezessionsbildung führen (Lindhe, Socransky, Nyman, Haffajee & Westfelt, 1982). Die Durchführung des subgingivalen Debridements kann mit Hand-, Schall- und Ultraschallinstrumenten, PWS und Lasern durchgeführt werden (Bruckmann, Durstber-ger & Matejka, 2006; Hahner & Gaßmann, 2017; Hierse & Kebschull, 2014). Für die Instrumentierung im Furkationsbereich kann die maschinelle Instrumentation gegenüber der Handinstrumentation Vorteile haben (Bruckmann, Durstberger & Matejka, 2006). Das Instrumentieren von tiefen Taschen wird unter Lokalanästhesie durchgeführt (Bruckmann, Durstberger & Matejka, 2006; Hierse & Kebschull, 2014). Bei Patienten mit systemischen Erkrankungen (z.B. Koronare Herzkrankheit (KHK) oder Diabetes melli-tus) findet ein Lokalanästhetikum mit geringem Adrenalin-Zusatz Anwendung (Barashka, 2003). Neben der konventionellen Lokalanästhesie ist auch eine topische Lokalanästhe-sie möglich, bei der schmerzlindernde Gele in die parodontale Tasche eingebracht und gleiche Ergebnisse im Vergleich zur injizierten Anästhesie erzielt werden (Derman, Low-den, Hellmich & Noack, 2014). Bei der zeitlichen Durchführung des subgingivalen Debri-dements gibt es verschiedene Herangehensweisen. Es kann zwischen quadranten- oder seitenweise mit einem Zeitabstand von bis zu einer Woche zwischen den einzelnen Sit-zungen und einem Debridement innerhalb von 24 Stunden unterschieden werden. Die Vorgehensweise in 24 Stunden lässt sich ferner in einem *Full Mouth Scaling/Therapy* (FMS/FMT) und der *Full Mouth Disinfection* (FMD) differenzieren (Hahner & Gaßmann, 2017).

Die Durchführung des FMS/FMT beinhaltet die komplette mechanische Therapie in 24 Stunden. Allerdings gibt es keinen signifikanten Unterschied zum quadrantenweisen Vorgehen (Hahner & Gaßmann, 2017). Bei der FMD wird zusätzlich zur FMS/FMT eine intensive Anwendung von Chlorhexidin in Form von Mundspülungen und Gel nach einem detaillierten Protokoll durchgeführt. Die Anwendung von Chlorhexidin soll eine Minimierung einer möglichen Reinfektion aus noch nicht instrumentierten Taschen ermöglichen (Hahner & Gaßmann, 2017). Ihr wird eine minimal stärkere Reduzierung der Sondierungstiefen zugeschrieben, welche allerdings kaum eine klinische Relevanz aufzeigt (Hahner & Gaßmann, 2017; Matuliene, 2010). Als Nebenwirkung zeigt sich sowohl bei der FMS/FMT als auch bei der FMD, dass die Patienten auf die transiente Bakteriämie, welche nach jedem subgingivalen Debridement auftritt, mit einer stärkeren Erhöhung der Körpertemperatur reagieren, weshalb diese Therapieformen bei Patienten mit reduzierter Abwehrlage womöglich kontraindiziert ist (Hahner & Gaßmann, 2017).

In verschiedenen Fällen kann eine unterstützende systemische Antibiotikatherapie indiziert sein. Dafür sollte vor Beginn der Therapie ein mikrobiologischer Test durchgeführt werden, damit die Antibiose genau auf die parodontalpathogenen Keime abgestimmt ist (Beikler, Karch & Flemming, 2005). Wichtig ist, dass das Antibiotikum (Amoxicillin), in Kombination mit Metronidazol, erst nach dem subgingivalen Debridement eingenommen wird, da es sonst nicht ausreichend in den Biofilm penetrieren kann (Hahner & Gaßmann, 2017; Hierse & Kebschull, 2014). Eine Ausnahme stellen Patienten mit Allgemeinerkrankungen dar, welche im Sinne einer Endokarditisprophylaxe bereits vor Beginn der mechanischen Therapie mit der Antibiose beginnen sollten (Hahner & Gaßmann, 2017). Eine Woche nach dem subgingivalen Debridement findet eine Nachkontrolle statt, um die Wundheilung zu kontrollieren. Nach dem 3. – 10. Tage sollte die Proliferationsphase der Wundheilung erreicht sein (Tautenhahn, Jannasch & Lippert, 2007). Die Heilung nach einem subgingivalen Debridement verläuft i.d.R. in Form einer epithelialen Tiefenproliferation (Gaßmann & Grimm, 2009).

3.5 Reevaluation

Das Erreichen des Ziels der nichtchirurgischen Therapie sollte nach 4 bis 12 Wochen in der Reevaluation beurteilt werden. Das parodontale Gewebe benötigt einen drei- bis vierwöchigen Zeitraum für die ersten Reorganisationsvorgänge, so dass eine Reevaluation zu einem früheren Zeitpunkt nicht sinnvoll wäre (Caton, Proye & Polson, 1982; Hierse & Kebschull, 2014). In der Reevaluation werden neben der Sondierungstiefe auch der BOP erhoben. An der Reduktion der Sondierungswerte, welche sich durch den Gewinn an klinischem Attachment sowie einer Ausprägung an Rezessionen ergibt, zeigt sich der Erfolg der mechanischen Therapie. Aufgrund der Rezessionen kann es vorkommen, dass die Interdentalräume breiter werden, weshalb die Interdentalraumpflege angepasst und der Patient erneut instruiert werden muss (Hierse & Kebschull, 2014).

Sollten bei der erneuten Erhebung der Sondierungstiefe die Werte > 4 mm oder 4 mm und positivem BOP sein, müssen diese Taschen reinstrumentiert werden. Der Patient kann in die UPT überführt werden, wenn nur wenige Resttaschen mit ≤ 5 mm vorliegen. Sollten jedoch Resttaschen mit > 5 mm und fortgeschrittener Furkationsbeteiligung vorhanden sein, muss ein korrektiv-parodontalchirurgisches Vorgehen in Erwägung gezogen werden (Hierse & Kebschull, 2014). Anatomische Besonderheiten, z.B. Schmelzperlen, patientenbezogene Faktoren oder Furkationsregionen beeinflussen den Therapieerfolg des subgingivalen Debridements (Hahner & Gaßmann, 2017; Hierse & Kebschull, 2014).

3.6 UPT / Erhaltungsphase

Voraussetzung für den Langzeiterfolg der Parodontitistherapie ist, dass der Patient in ein angepasstes UPT-Intervall einbezogen wird und dieses auch wahrnimmt (Hierse & Kebschull, 2014). Der Langzeiterfolg setzt deshalb auch weiterhin die Adhärenz des Patienten voraus (Hägi, Sculean & Ramseier, 2013). In der Erhaltungsphase muss regelmäßig die professionelle supra- und subgingivale Entfernung erfolgen und damit die Zerstörung des supra- und subgingivalen Biofilms sichergestellt werden (Hahner & Gaßmann, 2017; Hierse & Kebschull, 2014). Ebenfalls sollte auch in der UPT der BOP erhoben werden, da er für die Erhaltung der parodontalen Gesundheit ein hilfreicher Indikator ist (Lang, Adler, Joss & Nyman, 1990). Neben dem BOP ist auch eine Aufnahme von Plaque- und Gingivaindizes wichtig, um die häusliche Mundhygiene des Patienten zu kontrollieren und gegebenenfalls eine weitere Mundhygieneinstruktion vorzunehmen (Hierse & Kebschull, 2014). Die Recall-Frequenz für eine effektive UPT muss immer individuell auf den Patienten abgestimmt werden, um eine Unter- oder Überversorgung zu vermeiden. Das parodontale Risikoprofil ist abhängig von verschiedenen Risikofaktoren. Zu diesen Parametern zählen die Blutungsstellen, die Häufigkeit von verbleibenden Sondiertiefen ab 5 mm, der Zahnverlust, der prozentuale Knochenabbau in Relation zum Patientenalter, systemische und genetische Faktoren und die Rauchanamnese (Hahner & Gaßmann, 2017). Lang und Tonetti (2003) haben dafür ein Hexagon entwickelt, welches diese Parameter einschließt und sich dadurch ein niedriges, mittleres oder hohes Parodontitisrisiko und damit ein Recall von drei, sechs oder zwölf Monaten ergibt.

Nachfolgend wird unter Berücksichtigung der erworbenen Erkenntnisse ein Fazit gezogen.

FAZIT

Ziel der vorliegenden Hausarbeit war es die Ätiopathogenese der Parodontitis und deren Einwirkung auf das Timing in der systematischen Parodontitistherapie darzustellen.

Wie anhand des 2. Kapitels deutlich wurde, ist die Ätiopathogenese der Parodontitis sehr komplex und ihre Entstehung und Progression von vielen verschiedenen Faktoren abhängig. Es ist deshalb wichtig eine gründliche Anamnese zu erheben, welche Aufschluss über die genannten Risikofaktoren gibt, da nur durch deren Beseitigung eine langfristig erfolgreiche Behandlung erreicht werden kann. Im Hinblick auf den demografischen Wandel und der Morbiditätskompression wird es in Zukunft noch wichtiger pathogenetische Zusammenhänge zu erforschen und zu verstehen. Vor allem das regelmäßige Evaluieren der diagnostischen Befunde und das Einhalten der vorgegebenen Therapieabstände ist von großer Bedeutung, damit die Therapie genau auf den Patienten abgestimmt und eine Unter- und Übertherapie vermieden werden kann.

LITERATURVERZEICHNIS

Amend, S. (2016). *Ein zwei-Spezies-biofilmbasiertes Kariesmodell zur Erzeugung artifizieller Sekundärkaries in vitro* (Veröffentlichte Inauguraldissertation). Justus-Liebig-Universität Gießen, Deutschland.

Anna-Böttcher, M. (2016). *Die Bedeutung der Bakterien des sogenannten roten Komplexes nach Socransky in der Ätiologie der Parodontitis – eine aktuelle Literaturübersicht* (Unveröffentlichte Dissertation). Friedrich-Schiller-Universität Jena, Deutschland.

Arun, K.V., Talwar, A. & Kumar, T.S.S. (2011). T-helper cells in the etiopathogenesis of periodontal disease: A mini review. *J Indian Soc Periodontol, 15*(1), 4-10.

Barashka, I. (2003). *Wirksamkeit von Articain und Lidocain bei verschiedenen Verfahren der zahnärztlichen Lokalanästhesie* (Unveröffentlichte Inaugural-Dissertation). Johann Wolfgang Goethe-Universität Frankfurt am Main, Deutschland.

Beikler, T., Karch, H. & Flemming, T.F. (2005). Mikrobiologische Diagnostik in der Parodontitistherapie Gemeinsame Stellungnahme der Deutschen Gesellschaft für Parodontologie (DGP) und der Deutschen Gesellschaft für Zahn-, Mund- und Kieferkrankheiten (DGZMK). *DZZ, 60*(12). Abgerufen von https://www.dgzmk.de/uploads/tx_szdgzmkdocuments/Mikrobiologische_Diagnostik_in_der_Parodontitistherapie.pdf

Bengel, W. (2002). PSI – Der Parodontale Screening Index. *zm online, 20.* Abgerufen von https://www.zm-online.de/archiv/2002/20/zahnmedizin/psi-der-parodontale-screening-index/

Beuscher, L. (2014). *Parodontitisrisiko im Geschlechtervergleich* (Unveröffentlichte Dissertation). Universität Hamburg, Deutschland.

Brecx, M.C., Frölicher, I. & Gehr, P. (1988). Stereological observations on long term experimental gingivitis in man. *J Clin Periodontol, 15*, 621-627.

Brecx, M.C., Schlegel, K. & Gehr, P. (1987). Comparison between histological and clinical parameters during human experimental gingivitis. *J Periodont Res, 22*, 50-57.

Bruckmann, C., Durstberger, G., Matejka, M. (2006). Das Wiener parodontologische Behandlungskonzept, Teil I. Epidemiologie – Diagnostik – Behandlungsplan – Basistherapie. *Stomatologie, 103*(1), 5-10. Abgerufen von https://www.oegp.at/wp-content/uploads/2010/10/stoma2006-005-10-1TeilI.pdf

Bundeszahnärztekammer – Arbeitsgemeinschaft der Deutschen Zahnärztekammern e. V. (BZÄK) & Kassenzahnärztliche Bundesvereinigung, Körperschaft des öffentlichen Rechts (KZBV). (Hrsg.). (2016). *Fünfte Deutsche Mundgesundheitsstudie (DMS V) – Kurzfassung.* Berlin/Köln.

Caton, J., Proye, M. & Polson, A. (1982). Maintenance of healed periodontal pockets after a single episode of root planing. *J Periodontol, 53*(7), 420-424.

Cianciola, L.J., Genco, R.J., Patters, M.R., Mckenna, J. & van Oss, C.J. (1977). Defective polymorphonuclear leukocyte function in a human periodontal disease. *Nature, 265*, 445-447.

Clarke, N.G. & Hirsch, R.S. (1995). Personal risk factors for generalized periodontitis. *J Clin Periodontol, 22*(2), 136-145.

D`Aiuto, F., Gkrnias, N., Bhowruth, D., Khan, T., Orlandi, M., Suvan, J., ... Deanfield, J.E. (2018). Systemic effects of periodontitis treatment in patients with type 2 diabetes: a 12 month, single-centre, investigator-masked, randomised trial. *The Lancet Diabetes & Endocrinology, 6*(12), 954-965. doi: https://doi.org/10.1016/S2213-8587(18)30038-X

Dannewitz, B. (2017). Klinische Diagnostik in der Parodontologie. *ZMK aktuell.* Abgerufen von https://www.zmk-aktuell.de/fachgebiete/parodontologie/story/klinische-diagnostik-in-der-parodontologie__5511.html

Derman, S.H., Lowden, C.E., Hellmich, M. & Noack, M.J. (2014). Influence of intrapocket anesthesia gel on treatment outcome in periodontal patients: a randomized controlled trial. *J Clin Periodontol, 41*(5), 481-484.

Deschner, J. & Jepsen, S. (2008). Wechselwirkungen zwischen Parodontitiden und Diabetes. *Zm online*, 18. Abgerufen von https://www.zm- online.de/archiv/2008/18/titel/wechselwirkungen-zwischen-parodontitiden-und- diabetes/

Deschner, J. & Eick, S. (2011). Ätiologie und Pathogenese der Parodontitis. *zm online, 10.* Abgerufen von https://www.zm-online.de/archiv/2011/10/titel/aetiologie-und-pathogenese-der-parodontitis/

Dombrowa, S. (2015). Parodontitis im Fokus: Individuelle Diagnostik und verantwortungsvolle Antibiotikatherapie. *DImagazin-aktuell.* Abgerufen von https://www.dimagazin-aktuell.de/parodontologie/diagnostik/story/parodontitis-im-

fokus-individuelle-diagnostik-und-verantwortungsvolle-antibiotikathera-
pie__3408.html

Folwaczny, M. & Hickel, R. (2003). Biofilm – Problem oder Perspektive? *Deutsche Zahnärztliche Zeitschrift, 58*(12), 648-659. Abgerufen von
https://www.zahnheilkunde.de/beitragpdf/pdf_1627.pdf

Gaßmann, G. & Grimm, W.-D. (2009). Minimalinvasivität in der parodontalen und peri-
implantären Chirurgie. *DImagazin-aktuell*. Abgerufen von
https://www.dimagazin-aktuell.de/parodontologie/story/minimalinvasivitaet-in-der-
parodontalen-und-periimplantaeren-chirurgie__2690.html

Goodson, J.M., Tanner, A.C., Haffajee, A.D., Sornberger, G.C. & Socransky, S.S.
(1982). Patterns of progression and regression of advanced destructive periodontal disease. *J Clin Periodontol, 9*(6), 472-481.

Grossi, S.G. (2000). Parodontale Erkrankungen und Diabetes mellitus: Eine wechselseitige Beziehung. *Acta Med Dent Helv, 5*(5), 51-55. Abgerufen von
https://www.swissdentaljournal.org/fileadmin/upload_sso/2_Zahn-
aerzte/2_SDJ/SMfZ_2000/SMfZ_05_2000/smfz-00-05-acta5.pdf

Hägi, T.T., Sculean, A. & Ramseier, C.A. (2013). Strategien zur Risikobeurteilung für die
Optimierung der parodontalen Nachsorge. *Quintessenz, 64(6)*, 689-698.

Hahner, P. & Gaßmann, G. (2017). Timing in der systematischen Parodontitistherapie.
PLAQUE N CARE, 11(1), 6-12.

Hahner, P. & Gaßmann, G. (2018). Die neue Klassifikation der parodontalen Erkrankungen. *ZMK-aktuell*. Abgerufen von
https://www.zmk-aktuell.de/fachgebiete/parodontologie/story/die-neue-klassifika-
tion-der-parodontalen-erkrankungen__7027.html

Hanning, M. & Hanning, C. (2007). Der initiale orale Biofilm – pathogen oder protektiv?
Oralprophylaxe & Kinderzahnheilkunde, 29(2), 73-82. Abgerufen von
https://www.zahnheilkunde.de/beitragpdf/pdf_5018.pdf.

Hart, T.C., Shapira, L., Van Dyke, T.E. (1994). Neutrophil defects as risk factors for periodontal diseases. *J Periodontol, 65*(5), 521-529.

Hellwig, E., Schäfer, E., Klimek, J. & Attin, T. (2018). *Einführung in die Zahnerhaltung*.
(7. überarbeitete Auflage). Köln: Deutscher Zahnärzte Verlag.

Hierse, L. & Kebschull, M. (2014). Teil 2: Antiinfektiöse Therapie. In L. Hierse & M. Kebschull (Hrsg.), *Parodontale Diagnostik und Therapie – Ein Überblick über aktuelle*

Behandlungsmethoden (S.9-15). Abgerufen von
https://media.zwp-online.info/archiv/pub/53f1aa7eb6343/#16

Jepsen, S. Kebschull, M. & Deschner, J. (2011). Wechselwirkungen zwischen Parodontitis und systemischen Erkrankungen. Bundesgesundheitsblatt – Gesundheitsfor-
schung – Gesundheitsschutz, *54*(9-10), 1089-1096.

Jepsen, S., Dommisch, H. & Kebschull, M. (2018). Ätiologie der Parodontitis – gibt es
neue Erkenntnisse? *zm online, 01*(2). Abgerufen von
https://www.zm-online.de/archiv/2018/01_2/zahnmedizin/aetiologie-der-parodon-
titis-gibt-es-neue-erkenntnisse-1/.

Jepsen, S. (2018). Neue Klassifikation vorgestellt. *zm online, 13.* Abgerufen von
https://www.zm-online.de/archiv/2018/13/zahnmedizin/neue-klassifikation-vorge-
stellt/

Kielbassa, A.M. & Jaroch, M. (2011). Der dentale Biofilm. *ZWP online.* Abgerufen von
https://www.zwp-online.info/fachgebiete/prophylaxe/diagnostik/der-dentale-bio-
film.

Kohal, R.J., Lutter, G. & Dennison, D.K. (2001). Marginale Parodontitis und kardiovas-
kuläre Erkrankungen. Schweiz Monatsschr Zahnmed, *111*(4), 445-450.

Lang, N.P., Adler, R., Joss, A. & Nyman, S. (1990). Absence of bleeding on probing –
An indicator of periodontal stability. *J Clin Periodontol, 17,* 714-721.

Lang, N.P. & Tonetti, M.S. (2003). Periodontal Risk Assessment (PRA) for Patients in
Supportive Periodontal Therapy (SPT). *Oral Health & Preventive Dentistry, 1*(1),
7-16.

Lindhe, J., Socransky, S.S., Nyman, S., Haffajee, A. & Westfelt, E. (1982). „Critical probing depths" in periodontal therapy. *J Clin Periodontol, 9*(4), 323-336.

Matuliene, G. (2010). Umfassende Parodontitistherapie: das Berner Konzept – Teil 2.
ZMK-aktuell. Abgerufen von
https://www.zmk-aktuell.de/fachgebiete/parodontologie/story/umfassende-paro-
dontitistherapie-das-berner-konzept--teil-2__3961.html

Mengel, R. & Flores-de-Jacoby, L. (2000). Ätiologie und Pathogenese entzündlicher Erkrankungen. In R. E. Mutschelknauss (Hrsg.), *Lehrbuch der klinischen Parodontologie* (S. 95-137). Berlin: Quintessenz Verlags-GmbH.

Miyasaki, K.T. (1991). The neutrophil: mechanisms of controlling periodontal bacteria. *J
Periodontol, 62*(12), 761-774.

Page, R.C. & Schroeder, H.E. (1976). Pathogenesis of inflammatory periodontal disease. A summary of current work. *Lab invest, 34*(3), 235-249.

Payne, W.A., Page, R.C., Ogilvie, A.L. & Hall, W.B. (1975). Histopatholgic features oft he initial and early stages of experimental gingivits. *J Periodont Res*, 10, 51-64.

Schooltink, H. (2015). Gemeinsam zur Attacke. *Pharmazeutische Zeitung, 3.* Abgerufen von
https://www.pharmazeutische-zeitung.de/ausgabe-032015/gemeinsam-zur-attacke/

Socransky, S.S., Haffajee, A.D., Goodson, J.M. & Lindhe, J. (1984). New concepts of destructive periodontal disease. *J Clin Periodontol, 11*(1), 21-32.

Socransky, S.S., Haffajee, A.D., Cugini, M.A. Smith, C., Kent, R.L. Jr. (1998). Microbial complexes in subgingival plaque. *J Clin Periodontol, 25*(2), 134-144.

Stashenko, P., Fujiyoshi, P., Obernesser, M.S., Prostak, L. Haffajee, A.D. & Socransky, S.S. (1991). Levels of interleukin 1 beta in tissue from sites of active periodontal disease. *J Clin Periodontol, 18*(7), 548-554.

Stein, J.M. (2012). Diagnostik in der Parodontologie. *Quintessenz, 63(9)*, 1127-1137.

Tautenhahn, J., Jannasch, O. & Lippert, H. (2007). Wunde, Wundheilung, Wundbehandlung. *Allgemein- und Viszeralchirurgie up2date, 3*(3), 201-215.

Varga, K. (2014). Folgen einer unzureichenden Therapie und Prophylaxe. *ZWP online, 3,* 74-76. Abgerufen von
https://epaper.zwp-online.info/epaper/3093/export-article/74

Wolf, H.F., Rateitschak-Plüss, E.M. & Rateitschak K.H. (2012). *Farbatlanten der Zahnmedizin 1: Parodontologie.* (3. vollständig überarbeitete und erweiterte Auflage). Stuttgart: Georg Thieme Verlag.

BEI GRIN MACHT SICH IHR WISSEN BEZAHLT

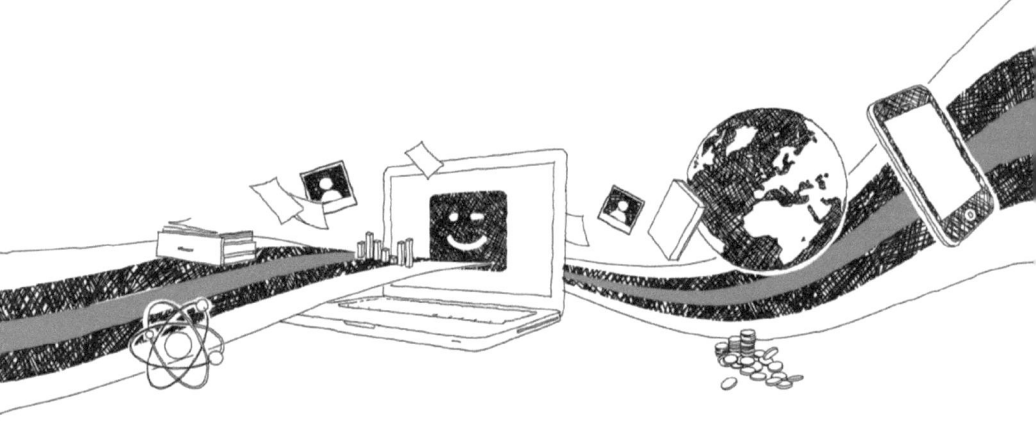

- Wir veröffentlichen Ihre Hausarbeit, Bachelor- und Masterarbeit

- Ihr eigenes eBook und Buch - weltweit in allen wichtigen Shops

- Verdienen Sie an jedem Verkauf

Jetzt bei www.GRIN.com hochladen und kostenlos publizieren

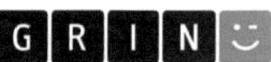